D1396993

My Calorie Counting Journal

Calorie Counting Tracker

Yap Kee Chong
8345 NW 66 ST #B7885
Miami, FL 33166

Createspace

THIS BOOK BELONGS TO

Date:　　　　　　　　　　　　＼ Weight:

Mood:　　　　　　　　　　　　Energy Level:

BREAKFAST

	Food/Beverages	Calories	Fat	Carbs	Protien
☐	-------------------	-------	------	-------	-------
☐	-------------------	-------	------	-------	-------
☐	-------------------	-------	------	-------	-------
☐	-------------------	-------	------	-------	-------
	SNACK	-------	------	-------	

LUNCH

	Food/Beverages	Calories	Fat	Carbs	Protien
☐	-------------------	-------	------	-------	-------
☐	-------------------	-------	------	-------	-------
☐	-------------------	-------	------	-------	-------
☐	-------------------	-------	------	-------	-------
	SNACK	-------	------	-------	

DINNER

	Food/Beverages	Calories	Fat	Carbs	Protien
☐	-------------------	-------	------	-------	-------
☐	-------------------	-------	------	-------	-------
☐	-------------------	-------	------	-------	-------
☐	-------------------	-------	------	-------	-------
	SNACK	-------	------	-------	-------

DAILY NOTES

Date: Weight:
Mood: Energy Level:

BREAKFAST

Food/Beverages	Calories	Fat	Carbs	Protien
☐ ------------------	------	------	------	------
☐ ------------------	------	------	------	------
☐ ------------------	------	------	------	------
☐ ------------------	------	------	------	------
SNACK	------	------	------	------

LUNCH

Food/Beverages	Calories	Fat	Carbs	Protien
☐ ------------------	------	------	------	------
☐ ------------------	------	------	------	------
☐ ------------------	------	------	------	------
☐ ------------------	------	------	------	------
SNACK	------	------	------	------

DINNER

Food/Beverages	Calories	Fat	Carbs	Protien
☐ ------------------	------	------	------	------
☐ ------------------	------	------	------	------
☐ ------------------	------	------	------	------
☐ ------------------	------	------	------	------
SNACK	------	------	------	------

DAILY NOTES

Date: Weight:
Mood: Energy Level:

BREAKFAST

	Food/Beverages	Calories	Fat	Carbs	Protien
☐	----------------	-------	-------	-------	-------
☐	----------------	-------	-------	-------	-------
☐	----------------	-------	-------	-------	-------
☐	----------------	-------	-------	-------	-------
	SNACK	-------		-------	-------

LUNCH

	Food/Beverages	Calories	Fat	Carbs	Protien
☐	----------------	-------	-------	-------	-------
☐	----------------	-------	-------	-------	-------
☐	----------------	-------	-------	-------	-------
☐	----------------	-------	-------	-------	-------
	SNACK	-------		-------	-------

DINNER

	Food/Beverages	Calories	Fat	Carbs	Protien
☐	----------------	-------	-------	-------	-------
☐	----------------	-------	-------	-------	-------
☐	----------------	-------	-------	-------	-------
☐	----------------	-------	-------	-------	-------
	SNACK	-------	-------	-------	-------

DAILY NOTES

Date:

Weight:

Mood:

Energy Level:

BREAKFAST

Food/Beverages	Calories	Fat	Carbs	Protien
☐ ----------------	-------	-------	-------	-------
☐ ----------------	-------	-------	-------	-------
☐ ----------------	-------	-------	-------	-------
☐ ----------------	-------	-------	-------	-------
SNACK	-------	-------	-------	

LUNCH

Food/Beverages	Calories	Fat	Carbs	Protien
☐ ----------------	-------	-------	-------	-------
☐ ----------------	-------	-------	-------	-------
☐ ----------------	-------	-------	-------	-------
☐ ----------------	-------	-------	-------	-------
SNACK	-------	-------	-------	

DINNER

Food/Beverages	Calories	Fat	Carbs	Protien
☐ ----------------	-------	-------	-------	-------
☐ ----------------	-------	-------	-------	-------
☐ ----------------	-------	-------	-------	-------
☐ ----------------	-------	-------	-------	-------
SNACK	-------	-------	-------	-------

DAILY NOTES

Date: Weight:
Mood: Energy Level:

BREAKFAST

	Food/Beverages	Calories	Fat	Carbs	Protien
☐	----------------	------	------	------	------
☐	----------------	------	------	------	------
☐	----------------	------	------	------	------
☐	----------------	------	------	------	------

SNACK   ------ ------ ------ ------

LUNCH

	Food/Beverages	Calories	Fat	Carbs	Protien
☐	----------------	------	------	------	------
☐	----------------	------	------	------	------
☐	----------------	------	------	------	------
☐	----------------	------	------	------	------

SNACK   ------ ------ ------ ------

DINNER

	Food/Beverages	Calories	Fat	Carbs	Protien
☐	----------------	------	------	------	------
☐	----------------	------	------	------	------
☐	----------------	------	------	------	------
☐	----------------	------	------	------	------

SNACK   ------ ------ ------ ------

DAILY NOTES

Date:

Weight:

Mood:

Energy Level:

BREAKFAST

Food/Beverages	Calories	Fat	Carbs	Protien
☐ --------------------	-------	-------	-------	-------
☐ --------------------	-------	-------	-------	-------
☐ --------------------	-------	-------	-------	-------
☐ --------------------	-------	-------	-------	-------
SNACK	-------	-------	-------	-------

LUNCH

Food/Beverages	Calories	Fat	Carbs	Protien
☐ --------------------	-------	-------	-------	-------
☐ --------------------	-------	-------	-------	-------
☐ --------------------	-------	-------	-------	-------
☐ --------------------	-------	-------	-------	-------
SNACK	-------	-------	-------	-------

DINNER

Food/Beverages	Calories	Fat	Carbs	Protien
☐ --------------------	-------	-------	-------	-------
☐ --------------------	-------	-------	-------	-------
☐ --------------------	-------	-------	-------	-------
☐ --------------------	-------	-------	-------	-------
SNACK	-------	-------	-------	-------

DAILY NOTES

Date: Weight:
Mood: Energy Level:

BREAKFAST

	Food/Beverages	Calories	Fat	Carbs	Protien
☐	-------------------	------	------	------	------
☐	-------------------	------	------	------	------
☐	-------------------	------	------	------	------
☐	-------------------	------	------	------	------
	SNACK	------	------	------	------

LUNCH

	Food/Beverages	Calories	Fat	Carbs	Protien
☐	-------------------	------	------	------	------
☐	-------------------	------	------	------	------
☐	-------------------	------	------	------	------
☐	-------------------	------	------	------	------
	SNACK	------	------	------	------

DINNER

	Food/Beverages	Calories	Fat	Carbs	Protien
☐	-------------------	------	------	------	------
☐	-------------------	------	------	------	------
☐	-------------------	------	------	------	------
☐	-------------------	------	------	------	------
	SNACK	------	------	------	------

DAILY NOTES

Date: Weight:
Mood: Energy Level:

BREAKFAST

Food/Beverages	Calories	Fat	Carbs	Protien
☐ _____	_____	_____	_____	_____
☐ _____	_____	_____	_____	_____
☐ _____	_____	_____	_____	_____
☐ _____	_____	_____	_____	_____
SNACK	_____	_____	_____	_____

LUNCH

Food/Beverages	Calories	Fat	Carbs	Protien
☐ _____	_____	_____	_____	_____
☐ _____	_____	_____	_____	_____
☐ _____	_____	_____	_____	_____
☐ _____	_____	_____	_____	_____
SNACK	_____	_____	_____	_____

DINNER

Food/Beverages	Calories	Fat	Carbs	Protien
☐ _____	_____	_____	_____	_____
☐ _____	_____	_____	_____	_____
☐ _____	_____	_____	_____	_____
☐ _____	_____	_____	_____	_____
SNACK	_____	_____	_____	_____

DAILY NOTES

_____
_____
_____
_____

Date: Weight:
Mood: Energy Level:

BREAKFAST

Food/Beverages	Calories	Fat	Carbs	Protien
☐ ------------------	-------	-------	-------	-------
☐ ------------------	-------	-------	-------	-------
☐ ------------------	-------	-------	-------	-------
☐ ------------------	-------	-------	-------	-------

SNACK   ------- ------- ------- -------

LUNCH

Food/Beverages	Calories	Fat	Carbs	Protien
☐ ------------------	-------	-------	-------	-------
☐ ------------------	-------	-------	-------	-------
☐ ------------------	-------	-------	-------	-------
☐ ------------------	-------	-------	-------	-------

SNACK   ------- ------- ------- -------

DINNER

Food/Beverages	Calories	Fat	Carbs	Protien
☐ ------------------	-------	-------	-------	-------
☐ ------------------	-------	-------	-------	-------
☐ ------------------	-------	-------	-------	-------
☐ ------------------	-------	-------	-------	-------

SNACK   ------- ------- ------- -------

DAILY NOTES

Date:
Mood:

Weight:
Energy Level:

BREAKFAST

Food/Beverages	Calories	Fat	Carbs	Protien
☐ ________	______	______	______	______
☐ ________	______	______	______	______
☐ ________	______	______	______	______
☐ ________	______	______	______	______
SNACK	______	______	______	______

LUNCH

Food/Beverages	Calories	Fat	Carbs	Protien
☐ ________	______	______	______	______
☐ ________	______	______	______	______
☐ ________	______	______	______	______
☐ ________	______	______	______	______
SNACK	______	______	______	______

DINNER

Food/Beverages	Calories	Fat	Carbs	Protien
☐ ________	______	______	______	______
☐ ________	______	______	______	______
☐ ________	______	______	______	______
☐ ________	______	______	______	______
SNACK	______	______	______	______

DAILY NOTES

____

____

____

____

Date: Weight:
Mood: Energy Level:

BREAKFAST

Food/Beverages	Calories	Fat	Carbs	Protien
☐ -----------------	-------	-------	-------	-------
☐ -----------------	-------	-------	-------	-------
☐ -----------------	-------	-------	-------	-------
☐ -----------------	-------	-------	-------	-------
SNACK	-------		-------	-------

LUNCH

Food/Beverages	Calories	Fat	Carbs	Protien
☐ -----------------	-------		-------	-------
☐ -----------------	-------		-------	-------
☐ -----------------	-------		-------	-------
☐ -----------------	-------		-------	-------
SNACK	-------		-------	-------

DINNER

Food/Beverages	Calories	Fat	Carbs	Protien
☐ -----------------	-------	-------	-------	-------
☐ -----------------	-------	-------	-------	-------
☐ -----------------	-------	-------	-------	-------
☐ -----------------	-------	-------	-------	-------
SNACK	-------	-------	-------	-------

DAILY NOTES

Date: Weight:
Mood: Energy Level:

BREAKFAST

Food/Beverages	Calories	Fat	Carbs	Protien
☐				
☐				
☐				
☐				
SNACK				

LUNCH

Food/Beverages	Calories	Fat	Carbs	Protien
☐				
☐				
☐				
☐				
SNACK				

DINNER

Food/Beverages	Calories	Fat	Carbs	Protien
☐				
☐				
☐				
☐				
SNACK				

DAILY NOTES

Date: Weight:
Mood: Energy Level:

BREAKFAST

Food/Beverages	Calories	Fat	Carbs	Protien
☐ ---------------	-------	-------	-------	-------
☐ ---------------	-------	-------	-------	-------
☐ ---------------	-------	-------	-------	-------
☐ ---------------	-------	-------	-------	-------
SNACK	-------	-------	-------	-------

LUNCH

Food/Beverages	Calories	Fat	Carbs	Protien
☐ ---------------	-------	-------	-------	-------
☐ ---------------	-------	-------	-------	-------
☐ ---------------	-------	-------	-------	-------
☐ ---------------	-------	-------	-------	-------
SNACK	-------	-------	-------	-------

DINNER

Food/Beverages	Calories	Fat	Carbs	Protien
☐ ---------------	-------	-------	-------	-------
☐ ---------------	-------	-------	-------	-------
☐ ---------------	-------	-------	-------	-------
☐ ---------------	-------	-------	-------	-------
SNACK	-------	-------	-------	-------

DAILY NOTES

Date:

Weight:

Mood:

Energy Level:

BREAKFAST

Food/Beverages	Calories	Fat	Carbs	Protien
☐ ------------------	-------	-------	-------	-------
☐ ------------------	-------	-------	-------	-------
☐ ------------------	-------	-------	-------	-------
☐ ------------------	-------	-------	-------	-------
SNACK	-------	-------	-------	

LUNCH

Food/Beverages	Calories	Fat	Carbs	Protien
☐ ------------------	-------	-------	-------	-------
☐ ------------------	-------	-------	-------	-------
☐ ------------------	-------	-------	-------	-------
☐ ------------------	-------	-------	-------	-------
SNACK	-------	-------	-------	-------

DINNER

Food/Beverages	Calories	Fat	Carbs	Protien
☐ ------------------	-------	-------	-------	-------
☐ ------------------	-------	-------	-------	-------
☐ ------------------	-------	-------	-------	-------
☐ ------------------	-------	-------	-------	-------
SNACK	-------	-------	-------	-------

DAILY NOTES

Date: Weight:
Mood: Energy Level:

BREAKFAST

	Food/Beverages	Calories	Fat	Carbs	Protien
☐	--------------------	------	------	------	------
☐	--------------------	------	------	------	------
☐	--------------------	------	------	------	------
☐	--------------------	------	------	------	------
SNACK		------	------	------	------

LUNCH

	Food/Beverages	Calories	Fat	Carbs	Protien
☐	--------------------	------	------	------	------
☐	--------------------	------	------	------	------
☐	--------------------	------	------	------	------
☐	--------------------	------	------	------	------
SNACK		------	------	------	------

DINNER

	Food/Beverages	Calories	Fat	Carbs	Protien
☐	--------------------	------	------	------	------
☐	--------------------	------	------	------	------
☐	--------------------	------	------	------	------
☐	--------------------	------	------	------	------
SNACK		------	------	------	------

DAILY NOTES

Date: Weight:

Mood: Energy Level:

BREAKFAST

Food/Beverages	Calories	Fat	Carbs	Protien
☐ ________________	_______	_______	_______	_______
☐ ________________	_______	_______	_______	_______
☐ ________________	_______	_______	_______	_______
☐ ________________	_______	_______	_______	_______
SNACK	_______	_______	_______	_______

LUNCH

Food/Beverages	Calories	Fat	Carbs	Protien
☐ ________________	_______	_______	_______	_______
☐ ________________	_______	_______	_______	_______
☐ ________________	_______	_______	_______	_______
☐ ________________	_______	_______	_______	_______
SNACK	_______	_______	_______	_______

DINNER

Food/Beverages	Calories	Fat	Carbs	Protien
☐ ________________	_______	_______	_______	_______
☐ ________________	_______	_______	_______	_______
☐ ________________	_______	_______	_______	_______
☐ ________________	_______	_______	_______	_______
SNACK	_______	_______	_______	_______

DAILY NOTES

____

____

____

____

Date: Weight:

Mood: Energy Level:

BREAKFAST

Food/Beverages	Calories	Fat	Carbs	Protien
☐				
☐				
☐				
☐				
SNACK				

LUNCH

Food/Beverages	Calories	Fat	Carbs	Protien
☐				
☐				
☐				
☐				
SNACK				

DINNER

Food/Beverages	Calories	Fat	Carbs	Protien
☐				
☐				
☐				
☐				
SNACK				

DAILY NOTES

Date: Weight:

Mood: Energy Level:

BREAKFAST

Food/Beverages	Calories	Fat	Carbs	Protien
☐				
☐				
☐				
☐				
SNACK				

LUNCH

Food/Beverages	Calories	Fat	Carbs	Protien
☐				
☐				
☐				
☐				
SNACK				

DINNER

Food/Beverages	Calories	Fat	Carbs	Protien
☐				
☐				
☐				
☐				
SNACK				

DAILY NOTES

Date: Weight:
Mood: Energy Level:

BREAKFAST

Food/Beverages	Calories	Fat	Carbs	Protien
☐				
☐				
☐				
☐				
SNACK				

LUNCH

Food/Beverages	Calories	Fat	Carbs	Protien
☐				
☐				
☐				
☐				
SNACK				

DINNER

Food/Beverages	Calories	Fat	Carbs	Protien
☐				
☐				
☐				
☐				
SNACK				

DAILY NOTES

Date: Weight:
Mood: Energy Level:

BREAKFAST

Food/Beverages	Calories	Fat	Carbs	Protien
☐ --------------------	-------	-------	-------	-------
☐ --------------------	-------	-------	-------	-------
☐ --------------------	-------	-------	-------	-------
☐ --------------------	-------	-------	-------	-------
SNACK	-------	-------	-------	-------

LUNCH

Food/Beverages	Calories	Fat	Carbs	Protien
☐ --------------------	-------	-------	-------	-------
☐ --------------------	-------	-------	-------	-------
☐ --------------------	-------	-------	-------	-------
☐ --------------------	-------	-------	-------	-------
SNACK	-------	-------	-------	-------

DINNER

Food/Beverages	Calories	Fat	Carbs	Protien
☐ --------------------	-------	-------	-------	-------
☐ --------------------	-------	-------	-------	-------
☐ --------------------	-------	-------	-------	-------
☐ --------------------	-------	-------	-------	-------
SNACK	-------	-------	-------	-------

DAILY NOTES

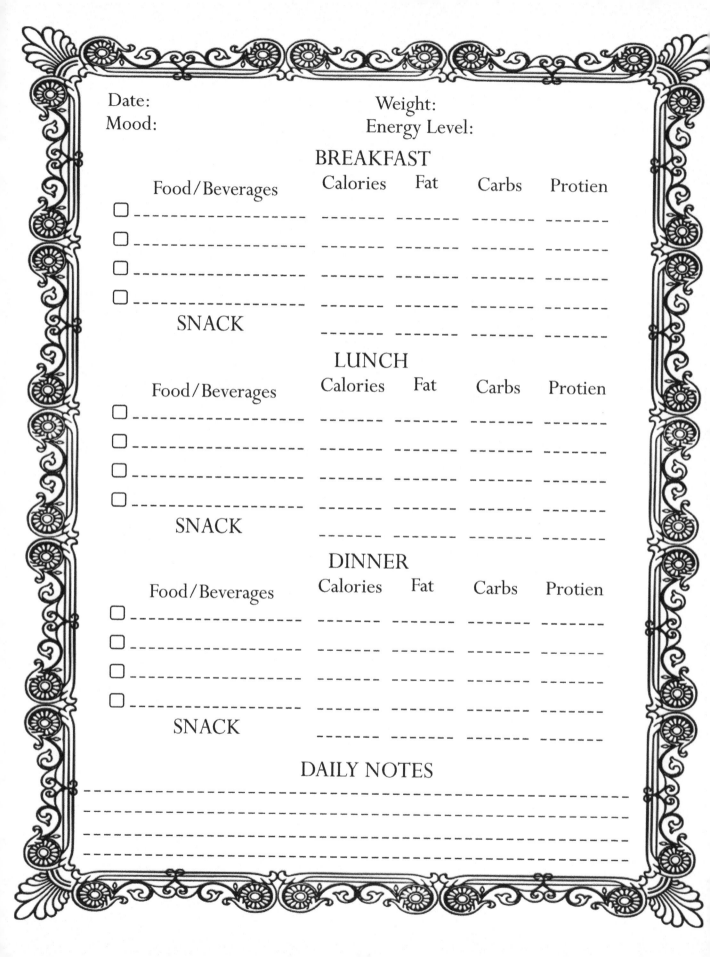

Date: Weight:

Mood: Energy Level:

BREAKFAST

Food/Beverages	Calories	Fat	Carbs	Protien
☐				
☐				
☐				
☐				
SNACK				

LUNCH

Food/Beverages	Calories	Fat	Carbs	Protien
☐				
☐				
☐				
☐				
SNACK				

DINNER

Food/Beverages	Calories	Fat	Carbs	Protien
☐				
☐				
☐				
☐				
SNACK				

DAILY NOTES

Date:　　　　　　　　　　　Weight:
Mood:　　　　　　　　　　　Energy Level:

BREAKFAST

Food/Beverages	Calories	Fat	Carbs	Protien
☐ _____	------	------	------	------
☐ _____	------	------	------	------
☐ _____	------	------	------	------
☐ _____	------	------	------	------
SNACK	------	------	------	------

LUNCH

Food/Beverages	Calories	Fat	Carbs	Protien
☐ _____	------	------	------	------
☐ _____	------	------	------	------
☐ _____	------	------	------	------
☐ _____	------	------	------	------
SNACK	------	------	------	------

DINNER

Food/Beverages	Calories	Fat	Carbs	Protien
☐ _____	------	------	------	------
☐ _____	------	------	------	------
☐ _____	------	------	------	------
☐ _____	------	------	------	------
SNACK	------	------	------	------

DAILY NOTES

_____
_____
_____
_____

Date: Weight:
Mood: Energy Level:

BREAKFAST

Food/Beverages	Calories	Fat	Carbs	Protien
☐ ---------------------	-------	-------	-------	-------
☐ ---------------------	-------	-------	-------	-------
☐ ---------------------	-------	-------	-------	-------
☐ ---------------------	-------	-------	-------	-------
SNACK	-------	-------	-------	-------

LUNCH

Food/Beverages	Calories	Fat	Carbs	Protien
☐ ---------------------	-------	-------	-------	-------
☐ ---------------------	-------	-------	-------	-------
☐ ---------------------	-------	-------	-------	-------
☐ ---------------------	-------	-------	-------	-------
SNACK	-------	-------	-------	-------

DINNER

Food/Beverages	Calories	Fat	Carbs	Protien
☐ ---------------------	-------	-------	-------	-------
☐ ---------------------	-------	-------	-------	-------
☐ ---------------------	-------	-------	-------	-------
☐ ---------------------	-------	-------	-------	-------
SNACK	-------	-------	-------	-------

DAILY NOTES

Date: Weight:

Mood: Energy Level:

BREAKFAST

Food/Beverages	Calories	Fat	Carbs	Protien
☐ -----------------	------	------	------	------
☐ -----------------	------	------	------	------
☐ -----------------	------	------	------	------
☐ -----------------	------	------	------	------
SNACK	------	------	------	

LUNCH

Food/Beverages	Calories	Fat	Carbs	Protien
☐ -----------------	------	------	------	------
☐ -----------------	------	------	------	------
☐ -----------------	------	------	------	------
☐ -----------------	------	------	------	------
SNACK	------	------	------	

DINNER

Food/Beverages	Calories	Fat	Carbs	Protien
☐ -----------------	------	------	------	------
☐ -----------------	------	------	------	------
☐ -----------------	------	------	------	------
☐ -----------------	------	------	------	------
SNACK	------	------	------	------

DAILY NOTES

Date: Weight:
Mood: Energy Level:

BREAKFAST

Food/Beverages	Calories	Fat	Carbs	Protien
☐ ---------------	------	------	------	------
☐ ---------------	------	------	------	------
☐ ---------------	------	------	------	------
☐ ---------------	------	------	------	------
SNACK	------	------	------	------

LUNCH

Food/Beverages	Calories	Fat	Carbs	Protien
☐ ---------------	------	------	------	------
☐ ---------------	------	------	------	------
☐ ---------------	------	------	------	------
☐ ---------------	------	------	------	------
SNACK	------	------	------	------

DINNER

Food/Beverages	Calories	Fat	Carbs	Protien
☐ ---------------	------	------	------	------
☐ ---------------	------	------	------	------
☐ ---------------	------	------	------	------
☐ ---------------	------	------	------	------
SNACK	------	------	------	------

DAILY NOTES

Date: Weight:
Mood: Energy Level:

BREAKFAST

Food/Beverages	Calories	Fat	Carbs	Protien
☐				
☐				
☐				
☐				
SNACK				

LUNCH

Food/Beverages	Calories	Fat	Carbs	Protien
☐				
☐				
☐				
☐				
SNACK				

DINNER

Food/Beverages	Calories	Fat	Carbs	Protien
☐				
☐				
☐				
☐				
SNACK				

DAILY NOTES

Date: Weight:
Mood: Energy Level:

BREAKFAST

Food/Beverages	Calories	Fat	Carbs	Protien
☐ -------------------	--------	-------	-------	-------
☐ -------------------	--------	-------	-------	-------
☐ -------------------	--------	-------	-------	-------
☐ -------------------	--------	-------	-------	-------
SNACK	--------	-------	-------	-------

LUNCH

Food/Beverages	Calories	Fat	Carbs	Protien
☐ -------------------	--------	-------	-------	-------
☐ -------------------	--------	-------	-------	-------
☐ -------------------	--------	-------	-------	-------
☐ -------------------	--------	-------	-------	-------
SNACK	--------	-------	-------	-------

DINNER

Food/Beverages	Calories	Fat	Carbs	Protien
☐ -------------------	--------	-------	-------	-------
☐ -------------------	--------	-------	-------	-------
☐ -------------------	--------	-------	-------	-------
☐ -------------------	--------	-------	-------	-------
SNACK	--------	-------	-------	-------

DAILY NOTES

Date: Weight:
Mood: Energy Level:

BREAKFAST

Food/Beverages	Calories	Fat	Carbs	Protien
☐ --------------------	------	------	------	------
☐ --------------------	------	------	------	------
☐ --------------------	------	------	------	------
☐ --------------------	------	------	------	------
SNACK	------	------	------	------

LUNCH

Food/Beverages	Calories	Fat	Carbs	Protien
☐ --------------------	------	------	------	------
☐ --------------------	------	------	------	------
☐ --------------------	------	------	------	------
☐ --------------------	------	------	------	------
SNACK	------	------	------	------

DINNER

Food/Beverages	Calories	Fat	Carbs	Protien
☐ --------------------	------	------	------	------
☐ --------------------	------	------	------	------
☐ --------------------	------	------	------	------
☐ --------------------	------	------	------	------
SNACK	------	------	------	------

DAILY NOTES

Date: Weight:

Mood: Energy Level:

BREAKFAST

Food/Beverages	Calories	Fat	Carbs	Protien
☐ ________________	_______	_______	_______	_______
☐ ________________	_______	_______	_______	_______
☐ ________________	_______	_______	_______	_______
☐ ________________	_______	_______	_______	_______
SNACK	_______	_______	_______	_______

LUNCH

Food/Beverages	Calories	Fat	Carbs	Protien
☐ ________________	_______	_______	_______	_______
☐ ________________	_______	_______	_______	_______
☐ ________________	_______	_______	_______	_______
☐ ________________	_______	_______	_______	_______
SNACK	_______	_______	_______	_______

DINNER

Food/Beverages	Calories	Fat	Carbs	Protien
☐ ________________	_______	_______	_______	_______
☐ ________________	_______	_______	_______	_______
☐ ________________	_______	_______	_______	_______
☐ ________________	_______	_______	_______	_______
SNACK	_______	_______	_______	_______

DAILY NOTES

____

____

____

____

Date: Weight:
Mood: Energy Level:

BREAKFAST

Food/Beverages	Calories	Fat	Carbs	Protien
☐ ----------------	--------	--------	--------	--------
☐ ----------------	--------	--------	--------	--------
☐ ----------------	--------	--------	--------	--------
☐ ----------------	--------	--------	--------	--------
SNACK	--------	--------	--------	

LUNCH

Food/Beverages	Calories	Fat	Carbs	Protien
☐ ----------------	--------	--------	--------	--------
☐ ----------------	--------	--------	--------	--------
☐ ----------------	--------	--------	--------	--------
☐ ----------------	--------	--------	--------	--------
SNACK	--------	--------	--------	

DINNER

Food/Beverages	Calories	Fat	Carbs	Protien
☐ ----------------	--------	--------	--------	--------
☐ ----------------	--------	--------	--------	--------
☐ ----------------	--------	--------	--------	--------
☐ ----------------	--------	--------	--------	--------
SNACK	--------	--------	--------	--------

DAILY NOTES

Date: Weight:

Mood: Energy Level:

BREAKFAST

Food/Beverages	Calories	Fat	Carbs	Protien
☐				
☐				
☐				
☐				
SNACK				

LUNCH

Food/Beverages	Calories	Fat	Carbs	Protien
☐				
☐				
☐				
☐				
SNACK				

DINNER

Food/Beverages	Calories	Fat	Carbs	Protien
☐				
☐				
☐				
☐				
SNACK				

DAILY NOTES

Date: Weight:
Mood: Energy Level:

BREAKFAST

Food/Beverages	Calories	Fat	Carbs	Protien
☐ _____	_____	_____	_____	_____
☐ _____	_____	_____	_____	_____
☐ _____	_____	_____	_____	_____
☐ _____	_____	_____	_____	_____
SNACK	_____	_____	_____	_____

LUNCH

Food/Beverages	Calories	Fat	Carbs	Protien
☐ _____	_____	_____	_____	_____
☐ _____	_____	_____	_____	_____
☐ _____	_____	_____	_____	_____
☐ _____	_____	_____	_____	_____
SNACK	_____	_____	_____	_____

DINNER

Food/Beverages	Calories	Fat	Carbs	Protien
☐ _____	_____	_____	_____	_____
☐ _____	_____	_____	_____	_____
☐ _____	_____	_____	_____	_____
☐ _____	_____	_____	_____	_____
SNACK	_____	_____	_____	_____

DAILY NOTES

_____
_____
_____
_____

Date: Weight:
Mood: Energy Level:

BREAKFAST

Food/Beverages	Calories	Fat	Carbs	Protien
☐ --------------------	-------	-------	-------	-------
☐ --------------------	-------	-------	-------	-------
☐ --------------------	-------	-------	-------	-------
☐ --------------------	-------	-------	-------	-------
SNACK	-------	-------	-------	

LUNCH

Food/Beverages	Calories	Fat	Carbs	Protien
☐ --------------------	-------	-------	-------	-------
☐ --------------------	-------	-------	-------	-------
☐ --------------------	-------	-------	-------	-------
☐ --------------------	-------	-------	-------	-------
SNACK	-------	-------	-------	-------

DINNER

Food/Beverages	Calories	Fat	Carbs	Protien
☐ --------------------	-------	-------	-------	-------
☐ --------------------	-------	-------	-------	-------
☐ --------------------	-------	-------	-------	-------
☐ --------------------	-------	-------	-------	-------
SNACK	-------	-------	-------	-------

DAILY NOTES

Date:　　　　　　　　　　　　　Weight:

Mood:　　　　　　　　　　　　　Energy Level:

BREAKFAST

	Food/Beverages	Calories	Fat	Carbs	Protien
☐	_____	_____	_____	_____	_____
☐	_____	_____	_____	_____	_____
☐	_____	_____	_____	_____	_____
☐	_____	_____	_____	_____	_____
	SNACK	_____	_____	_____	

LUNCH

	Food/Beverages	Calories	Fat	Carbs	Protien
☐	_____	_____	_____	_____	_____
☐	_____	_____	_____	_____	_____
☐	_____	_____	_____	_____	_____
☐	_____	_____	_____	_____	_____
	SNACK	_____	_____	_____	

DINNER

	Food/Beverages	Calories	Fat	Carbs	Protien
☐	_____	_____	_____	_____	_____
☐	_____	_____	_____	_____	_____
☐	_____	_____	_____	_____	_____
☐	_____	_____	_____	_____	_____
	SNACK	_____	_____	_____	

DAILY NOTES

_____

_____

_____

_____

Date: Weight:
Mood: Energy Level:

BREAKFAST

Food/Beverages	Calories	Fat	Carbs	Protien
☐ ------------	------	------	------	------
☐ ------------	------	------	------	------
☐ ------------	------	------	------	------
☐ ------------	------	------	------	------
SNACK	------	------	------	------

LUNCH

Food/Beverages	Calories	Fat	Carbs	Protien
☐ ------------	------	------	------	------
☐ ------------	------	------	------	------
☐ ------------	------	------	------	------
☐ ------------	------	------	------	------
SNACK	------	------	------	------

DINNER

Food/Beverages	Calories	Fat	Carbs	Protien
☐ ------------	------	------	------	------
☐ ------------	------	------	------	------
☐ ------------	------	------	------	------
☐ ------------	------	------	------	------
SNACK	------	------	------	------

DAILY NOTES

Date: Weight:

Mood: Energy Level:

BREAKFAST

Food/Beverages	Calories	Fat	Carbs	Protien
☐				
☐				
☐				
☐				
SNACK				

LUNCH

Food/Beverages	Calories	Fat	Carbs	Protien
☐				
☐				
☐				
☐				
SNACK				

DINNER

Food/Beverages	Calories	Fat	Carbs	Protien
☐				
☐				
☐				
☐				
SNACK				

DAILY NOTES

Date: Weight:
Mood: Energy Level:

BREAKFAST

Food/Beverages	Calories	Fat	Carbs	Protien
☐				
☐				
☐				
☐				

SNACK

LUNCH

Food/Beverages	Calories	Fat	Carbs	Protien
☐				
☐				
☐				
☐				

SNACK

DINNER

Food/Beverages	Calories	Fat	Carbs	Protien
☐				
☐				
☐				
☐				

SNACK

DAILY NOTES

Date:

Weight:

Mood:

Energy Level:

BREAKFAST

Food/Beverages	Calories	Fat	Carbs	Protien
☐ -------------------------	-------	-------	-------	-------
☐ -------------------------	-------	-------	-------	-------
☐ -------------------------	-------	-------	-------	-------
☐ -------------------------	-------	-------	-------	-------
SNACK	-------	-------	-------	-------

LUNCH

Food/Beverages	Calories	Fat	Carbs	Protien
☐ -------------------------	-------	-------	-------	-------
☐ -------------------------	-------	-------	-------	-------
☐ -------------------------	-------	-------	-------	-------
☐ -------------------------	-------	-------	-------	-------
SNACK	-------	-------	-------	-------

DINNER

Food/Beverages	Calories	Fat	Carbs	Protien
☐ -------------------------	-------	-------	-------	-------
☐ -------------------------	-------	-------	-------	-------
☐ -------------------------	-------	-------	-------	-------
☐ -------------------------	-------	-------	-------	-------
SNACK	-------	-------	-------	-------

DAILY NOTES

Date: Weight:
Mood: Energy Level:

BREAKFAST

	Food/Beverages	Calories	Fat	Carbs	Protien
☐	------------------	-------	-------	-------	-------
☐	------------------	-------	-------	-------	-------
☐	------------------	-------	-------	-------	-------
☐	------------------	-------	-------	-------	-------
	SNACK	-------	-------	-------	

LUNCH

	Food/Beverages	Calories	Fat	Carbs	Protien
☐	------------------	-------	-------	-------	-------
☐	------------------	-------	-------	-------	-------
☐	------------------	-------	-------	-------	-------
☐	------------------	-------	-------	-------	-------
	SNACK	-------	-------	-------	

DINNER

	Food/Beverages	Calories	Fat	Carbs	Protien
☐	------------------	-------	-------	-------	-------
☐	------------------	-------	-------	-------	-------
☐	------------------	-------	-------	-------	-------
☐	------------------	-------	-------	-------	-------
	SNACK	-------	-------	-------	-------

DAILY NOTES

Date:

Weight:

Mood:

Energy Level:

BREAKFAST

Food/Beverages	Calories	Fat	Carbs	Protien
☐ --------------------	-------	-------	-------	-------
☐ --------------------	-------	-------	-------	-------
☐ --------------------	-------	-------	-------	-------
☐ --------------------	-------	-------	-------	-------
SNACK	-------	-------	-------	-------

LUNCH

Food/Beverages	Calories	Fat	Carbs	Protien
☐ --------------------	-------	-------	-------	-------
☐ --------------------	-------	-------	-------	-------
☐ --------------------	-------	-------	-------	-------
☐ --------------------	-------	-------	-------	-------
SNACK	-------	-------	-------	-------

DINNER

Food/Beverages	Calories	Fat	Carbs	Protien
☐ --------------------	-------	-------	-------	-------
☐ --------------------	-------	-------	-------	-------
☐ --------------------	-------	-------	-------	-------
☐ --------------------	-------	-------	-------	-------
SNACK	-------	-------	-------	-------

DAILY NOTES

Date: Weight:

Mood: Energy Level:

BREAKFAST

	Food/Beverages	Calories	Fat	Carbs	Protien
☐					
☐					
☐					
☐					
	SNACK				

LUNCH

	Food/Beverages	Calories	Fat	Carbs	Protien
☐					
☐					
☐					
☐					
	SNACK				

DINNER

	Food/Beverages	Calories	Fat	Carbs	Protien
☐					
☐					
☐					
☐					
	SNACK				

DAILY NOTES

Date:

Weight:

Mood:

Energy Level:

BREAKFAST

Food/Beverages	Calories	Fat	Carbs	Protien
☐ ----------------	------	------	------	------
☐ ----------------	------	------	------	------
☐ ----------------	------	------	------	------
☐ ----------------	------	------	------	------
SNACK	------	------	------	------

LUNCH

Food/Beverages	Calories	Fat	Carbs	Protien
☐ ----------------	------	------	------	------
☐ ----------------	------	------	------	------
☐ ----------------	------	------	------	------
☐ ----------------	------	------	------	------
SNACK	------	------	------	------

DINNER

Food/Beverages	Calories	Fat	Carbs	Protien
☐ ----------------	------	------	------	------
☐ ----------------	------	------	------	------
☐ ----------------	------	------	------	------
☐ ----------------	------	------	------	------
SNACK	------	------	------	------

DAILY NOTES

Date:　　　　　　　　　　　Weight:
Mood:　　　　　　　　　　　Energy Level:

BREAKFAST

	Food/Beverages	Calories	Fat	Carbs	Protien
☐	-------------------	------	------	------	------
☐	-------------------	------	------	------	------
☐	-------------------	------	------	------	------
☐	-------------------	------	------	------	------

SNACK　　　　　　　　　 ------ ------ ------ ------

LUNCH

	Food/Beverages	Calories	Fat	Carbs	Protien
☐	-------------------	------	------	------	------
☐	-------------------	------	------	------	------
☐	-------------------	------	------	------	------
☐	-------------------	------	------	------	------

SNACK　　　　　　　　　 ------ ------ ------ ------

DINNER

	Food/Beverages	Calories	Fat	Carbs	Protien
☐	-------------------	------	------	------	------
☐	-------------------	------	------	------	------
☐	-------------------	------	------	------	------
☐	-------------------	------	------	------	------

SNACK　　　　　　　　　 ------ ------ ------ ------

DAILY NOTES

Date: Weight:
Mood: Energy Level:

BREAKFAST

Food/Beverages	Calories	Fat	Carbs	Protien
☐ ----------------	------	------	------	------
☐ ----------------	------	------	------	------
☐ ----------------	------	------	------	------
☐ ----------------	------	------	------	------
SNACK	------	------	------	

LUNCH

Food/Beverages	Calories	Fat	Carbs	Protien
☐ ----------------	------	------	------	
☐ ----------------	------	------	------	
☐ ----------------	------	------	------	
☐ ----------------	------	------	------	
SNACK	------	------	------	

DINNER

Food/Beverages	Calories	Fat	Carbs	Protien
☐ ----------------	------	------	------	------
☐ ----------------	------	------	------	------
☐ ----------------	------	------	------	------
☐ ----------------	------	------	------	------
SNACK	------	------	------	------

DAILY NOTES

Date: Weight:
Mood: Energy Level:

BREAKFAST

	Food/Beverages	Calories	Fat	Carbs	Protien
☐	-------------------	-------	-------	-------	------
☐	-------------------	-------	-------	-------	------
☐	-------------------	-------	-------	-------	------
☐	-------------------	-------	-------	-------	------
	SNACK	-------	-------	-------	------

LUNCH

	Food/Beverages	Calories	Fat	Carbs	Protien
☐	-------------------	-------	-------	-------	------
☐	-------------------	-------	-------	-------	------
☐	-------------------	-------	-------	-------	------
☐	-------------------	-------	-------	-------	------
	SNACK	-------	-------	-------	------

DINNER

	Food/Beverages	Calories	Fat	Carbs	Protien
☐	-------------------	-------	-------	-------	------
☐	-------------------	-------	-------	-------	------
☐	-------------------	-------	-------	-------	------
☐	-------------------	-------	-------	-------	------
	SNACK	-------	-------	-------	------

DAILY NOTES

Date: Weight:
Mood: Energy Level:

BREAKFAST

Food/Beverages	Calories	Fat	Carbs	Protien
☐ _____	_____	_____	_____	_____
☐ _____	_____	_____	_____	_____
☐ _____	_____	_____	_____	_____
☐ _____	_____	_____	_____	_____
SNACK	_____	_____	_____	

LUNCH

Food/Beverages	Calories	Fat	Carbs	Protien
☐ _____	_____	_____	_____	_____
☐ _____	_____	_____	_____	_____
☐ _____	_____	_____	_____	_____
☐ _____	_____	_____	_____	_____
SNACK	_____	_____	_____	

DINNER

Food/Beverages	Calories	Fat	Carbs	Protien
☐ _____	_____	_____	_____	_____
☐ _____	_____	_____	_____	_____
☐ _____	_____	_____	_____	_____
☐ _____	_____	_____	_____	_____
SNACK	_____	_____	_____	

DAILY NOTES

_____
_____
_____
_____

Date:

Weight:

Mood:

Energy Level:

BREAKFAST

Food/Beverages	Calories	Fat	Carbs	Protien
☐				
☐				
☐				
☐				
SNACK				

LUNCH

Food/Beverages	Calories	Fat	Carbs	Protien
☐				
☐				
☐				
☐				
SNACK				

DINNER

Food/Beverages	Calories	Fat	Carbs	Protien
☐				
☐				
☐				
☐				
SNACK				

DAILY NOTES

Date:

Weight:

Mood:

Energy Level:

BREAKFAST

Food/Beverages	Calories	Fat	Carbs	Protien
☐ _____	_____	_____	_____	_____
☐ _____	_____	_____	_____	_____
☐ _____	_____	_____	_____	_____
☐ _____	_____	_____	_____	_____
SNACK	_____	_____	_____	_____

LUNCH

Food/Beverages	Calories	Fat	Carbs	Protien
☐ _____	_____	_____	_____	_____
☐ _____	_____	_____	_____	_____
☐ _____	_____	_____	_____	_____
☐ _____	_____	_____	_____	_____
SNACK	_____	_____	_____	_____

DINNER

Food/Beverages	Calories	Fat	Carbs	Protien
☐ _____	_____	_____	_____	_____
☐ _____	_____	_____	_____	_____
☐ _____	_____	_____	_____	_____
☐ _____	_____	_____	_____	_____
SNACK	_____	_____	_____	_____

DAILY NOTES

_____

_____

_____

_____

Date: Weight:
Mood: Energy Level:

BREAKFAST

Food/Beverages	Calories	Fat	Carbs	Protien
☐ -----------------	------	------	------	------
☐ -----------------	------	------	------	------
☐ -----------------	------	------	------	------
☐ -----------------	------	------	------	------
SNACK	------	------	------	------

LUNCH

Food/Beverages	Calories	Fat	Carbs	Protien
☐ -----------------	------	------	------	------
☐ -----------------	------	------	------	------
☐ -----------------	------	------	------	------
☐ -----------------	------	------	------	------
SNACK	------	------	------	------

DINNER

Food/Beverages	Calories	Fat	Carbs	Protien
☐ -----------------	------	------	------	------
☐ -----------------	------	------	------	------
☐ -----------------	------	------	------	------
☐ -----------------	------	------	------	------
SNACK	------	------	------	------

DAILY NOTES

Date: Weight:
Mood: Energy Level:

BREAKFAST

	Food/Beverages	Calories	Fat	Carbs	Protien
☐	------------------	------	------	------	------
☐	------------------	------	------	------	------
☐	------------------	------	------	------	------
☐	------------------	------	------	------	------
SNACK		------	------	------	------

LUNCH

	Food/Beverages	Calories	Fat	Carbs	Protien
☐	------------------	------	------	------	------
☐	------------------	------	------	------	------
☐	------------------	------	------	------	------
☐	------------------	------	------	------	------
SNACK		------	------	------	------

DINNER

	Food/Beverages	Calories	Fat	Carbs	Protien
☐	------------------	------	------	------	------
☐	------------------	------	------	------	------
☐	------------------	------	------	------	------
☐	------------------	------	------	------	------
SNACK		------	------	------	------

DAILY NOTES

Date: Weight:

Mood: Energy Level:

BREAKFAST

Food/Beverages	Calories	Fat	Carbs	Protien
☐				
☐				
☐				
☐				
SNACK				

LUNCH

Food/Beverages	Calories	Fat	Carbs	Protien
☐				
☐				
☐				
☐				
SNACK				

DINNER

Food/Beverages	Calories	Fat	Carbs	Protien
☐				
☐				
☐				
☐				
SNACK				

DAILY NOTES

Date: Weight:
Mood: Energy Level:

BREAKFAST

Food/Beverages	Calories	Fat	Carbs	Protien
☐ -----------------	------	------	------	------
☐ -----------------	------	------	------	------
☐ -----------------	------	------	------	------
☐ -----------------	------	------	------	------
SNACK	------	------	------	------

LUNCH

Food/Beverages	Calories	Fat	Carbs	Protien
☐ -----------------	------	------	------	------
☐ -----------------	------	------	------	------
☐ -----------------	------	------	------	------
☐ -----------------	------	------	------	------
SNACK	------	------	------	------

DINNER

Food/Beverages	Calories	Fat	Carbs	Protien
☐ -----------------	------	------	------	------
☐ -----------------	------	------	------	------
☐ -----------------	------	------	------	------
☐ -----------------	------	------	------	------
SNACK	------	------	------	------

DAILY NOTES

Date: Weight:
Mood: Energy Level:

BREAKFAST

Food/Beverages	Calories	Fat	Carbs	Protien
☐ -------------------	-------	-------	-------	-------
☐ -------------------	-------	-------	-------	-------
☐ -------------------	-------	-------	-------	-------
☐ -------------------	-------	-------	-------	-------
SNACK	-------	-------	-------	-------

LUNCH

Food/Beverages	Calories	Fat	Carbs	Protien
☐ -------------------	-------	-------	-------	-------
☐ -------------------	-------	-------	-------	-------
☐ -------------------	-------	-------	-------	-------
☐ -------------------	-------	-------	-------	-------
SNACK	-------	-------	-------	-------

DINNER

Food/Beverages	Calories	Fat	Carbs	Protien
☐ -------------------	-------	-------	-------	-------
☐ -------------------	-------	-------	-------	-------
☐ -------------------	-------	-------	-------	-------
☐ -------------------	-------	-------	-------	-------
SNACK	-------	-------	-------	-------

DAILY NOTES

Date: Weight:
Mood: Energy Level:

BREAKFAST

Food/Beverages	Calories	Fat	Carbs	Protien
☐				
☐				
☐				
☐				
SNACK				

LUNCH

Food/Beverages	Calories	Fat	Carbs	Protien
☐				
☐				
☐				
☐				
SNACK				

DINNER

Food/Beverages	Calories	Fat	Carbs	Protien
☐				
☐				
☐				
☐				
SNACK				

DAILY NOTES

Date: Weight:
Mood: Energy Level:

BREAKFAST

	Food/Beverages	Calories	Fat	Carbs	Protien
☐	-------------------	------	------	------	------
☐	-------------------	------	------	------	------
☐	-------------------	------	------	------	------
☐	-------------------	------	------	------	------
SNACK		------	------	------	------

LUNCH

	Food/Beverages	Calories	Fat	Carbs	Protien
☐	-------------------	------	------	------	------
☐	-------------------	------	------	------	------
☐	-------------------	------	------	------	------
☐	-------------------	------	------	------	------
SNACK		------	------	------	------

DINNER

	Food/Beverages	Calories	Fat	Carbs	Protien
☐	-------------------	------	------	------	------
☐	-------------------	------	------	------	------
☐	-------------------	------	------	------	------
☐	-------------------	------	------	------	------
SNACK		------	------	------	------

DAILY NOTES

Date: Weight:
Mood: Energy Level:

BREAKFAST

Food/Beverages	Calories	Fat	Carbs	Protien
☐ _____	-------	-------	-------	-------
☐ _____	-------	-------	-------	-------
☐ _____	-------	-------	-------	-------
☐ _____	-------	-------	-------	-------
SNACK	-------	-------	-------	-------

LUNCH

Food/Beverages	Calories	Fat	Carbs	Protien
☐ _____	-------	-------	-------	-------
☐ _____	-------	-------	-------	-------
☐ _____	-------	-------	-------	-------
☐ _____	-------	-------	-------	-------
SNACK	-------	-------	-------	-------

DINNER

Food/Beverages	Calories	Fat	Carbs	Protien
☐ _____	-------	-------	-------	-------
☐ _____	-------	-------	-------	-------
☐ _____	-------	-------	-------	-------
☐ _____	-------	-------	-------	-------
SNACK	-------	-------	-------	-------

DAILY NOTES

_____
_____
_____
_____

Date: Weight:
Mood: Energy Level:

BREAKFAST

	Food/Beverages	Calories	Fat	Carbs	Protien
☐	------------------	-------	------	------	------
☐	------------------	-------	------	------	------
☐	------------------	-------	------	------	------
☐	------------------	-------	------	------	------
	SNACK		-------	------	------

LUNCH

	Food/Beverages	Calories	Fat	Carbs	Protien
☐	------------------	-------	------	------	------
☐	------------------	-------	------	------	------
☐	------------------	-------	------	------	------
☐	------------------	-------	------	------	------
	SNACK		-------	------	------

DINNER

	Food/Beverages	Calories	Fat	Carbs	Protien
☐	------------------	-------	------	------	------
☐	------------------	-------	------	------	------
☐	------------------	-------	------	------	------
☐	------------------	-------	------	------	------
	SNACK		-------	------	------

DAILY NOTES

Date: Weight:
Mood: Energy Level:

BREAKFAST

	Food/Beverages	Calories	Fat	Carbs	Protien
☐	------------------	------	------	------	------
☐	------------------	------	------	------	------
☐	------------------	------	------	------	------
☐	------------------	------	------	------	------
SNACK		------	------	------	

LUNCH

	Food/Beverages	Calories	Fat	Carbs	Protien
☐	------------------	------	------	------	------
☐	------------------	------	------	------	------
☐	------------------	------	------	------	------
☐	------------------	------	------	------	------
SNACK		------	------	------	

DINNER

	Food/Beverages	Calories	Fat	Carbs	Protien
☐	------------------	------	------	------	------
☐	------------------	------	------	------	------
☐	------------------	------	------	------	------
☐	------------------	------	------	------	------
SNACK		------	------	------	

DAILY NOTES

Date:

Weight:

Mood:

Energy Level:

BREAKFAST

Food/Beverages	Calories	Fat	Carbs	Protien
☐ ---------------	------	------	------	------
☐ ---------------	------	------	------	------
☐ ---------------	------	------	------	------
☐ ---------------	------	------	------	------
SNACK	------	------	------	------

LUNCH

Food/Beverages	Calories	Fat	Carbs	Protien
☐ ---------------	------	------	------	------
☐ ---------------	------	------	------	------
☐ ---------------	------	------	------	------
☐ ---------------	------	------	------	------
SNACK	------	------	------	------

DINNER

Food/Beverages	Calories	Fat	Carbs	Protien
☐ ---------------	------	------	------	------
☐ ---------------	------	------	------	------
☐ ---------------	------	------	------	------
☐ ---------------	------	------	------	------
SNACK	------	------	------	------

DAILY NOTES

Date: Weight:
Mood: Energy Level:

BREAKFAST

	Food/Beverages	Calories	Fat	Carbs	Protien
☐	--------------------	-------	-------	-------	-------
☐	--------------------	-------	-------	-------	-------
☐	--------------------	-------	-------	-------	-------
☐	--------------------	-------	-------	-------	-------
	SNACK	-------	-------	-------	-------

LUNCH

	Food/Beverages	Calories	Fat	Carbs	Protien
☐	--------------------	-------	-------	-------	-------
☐	--------------------	-------	-------	-------	-------
☐	--------------------	-------	-------	-------	-------
☐	--------------------	-------	-------	-------	-------
	SNACK	-------	-------	-------	-------

DINNER

	Food/Beverages	Calories	Fat	Carbs	Protien
☐	--------------------	-------	-------	-------	-------
☐	--------------------	-------	-------	-------	-------
☐	--------------------	-------	-------	-------	-------
☐	--------------------	-------	-------	-------	-------
	SNACK	-------	-------	-------	-------

DAILY NOTES

Date: Weight:
Mood: Energy Level:

BREAKFAST

Food/Beverages	Calories	Fat	Carbs	Protien
☐ --------------------	-------	-------	-------	-------
☐ --------------------	-------	-------	-------	-------
☐ --------------------	-------	-------	-------	-------
☐ --------------------	-------	-------	-------	-------
SNACK	-------	-------	-------	-------

LUNCH

Food/Beverages	Calories	Fat	Carbs	Protien
☐ --------------------	-------	-------	-------	-------
☐ --------------------	-------	-------	-------	-------
☐ --------------------	-------	-------	-------	-------
☐ --------------------	-------	-------	-------	-------
SNACK	-------	-------	-------	-------

DINNER

Food/Beverages	Calories	Fat	Carbs	Protien
☐ --------------------	-------	-------	-------	-------
☐ --------------------	-------	-------	-------	-------
☐ --------------------	-------	-------	-------	-------
☐ --------------------	-------	-------	-------	-------
SNACK	-------	-------	-------	-------

DAILY NOTES

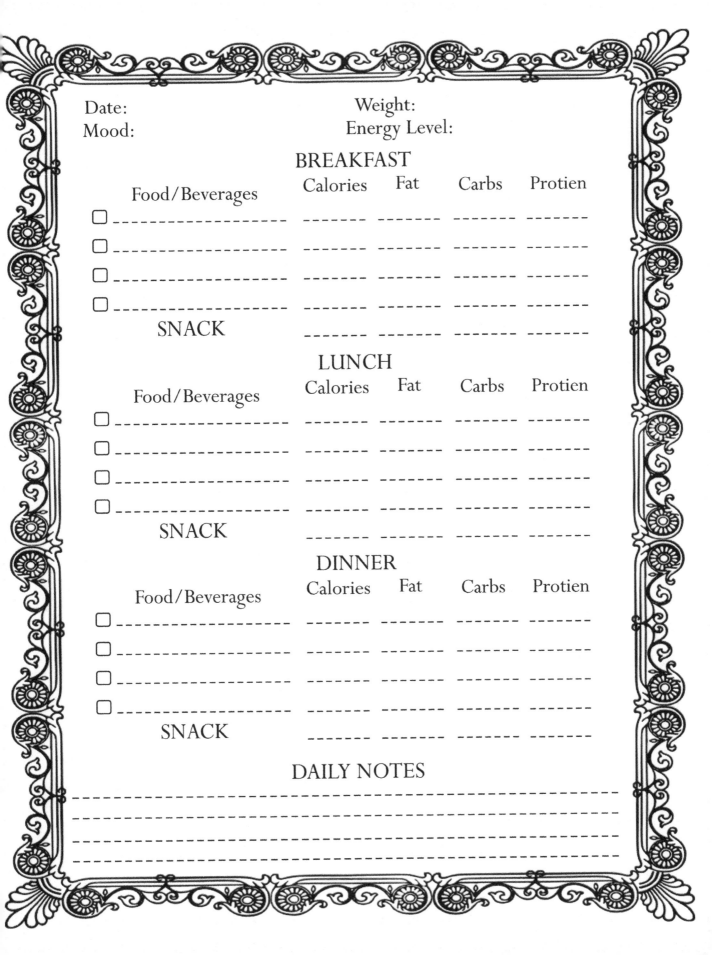

Date: Weight:
Mood: Energy Level:

BREAKFAST

Food/Beverages	Calories	Fat	Carbs	Protien
☐ ________________	______	______	______	______
☐ ________________	______	______	______	______
☐ ________________	______	______	______	______
☐ ________________	______	______	______	______
SNACK	______	______	______	______

LUNCH

Food/Beverages	Calories	Fat	Carbs	Protien
☐ ________________	______	______	______	______
☐ ________________	______	______	______	______
☐ ________________	______	______	______	______
☐ ________________	______	______	______	______
SNACK	______	______	______	______

DINNER

Food/Beverages	Calories	Fat	Carbs	Protien
☐ ________________	______	______	______	______
☐ ________________	______	______	______	______
☐ ________________	______	______	______	______
☐ ________________	______	______	______	______
SNACK	______	______	______	______

DAILY NOTES

____

____

____

____

Date: Weight:
Mood: Energy Level:

BREAKFAST

	Food/Beverages	Calories	Fat	Carbs	Protien
☐	- - - - - - - - - - - - - - - - - -	- - - - - -	- - - - - -	- - - - - -	- - - - - -
☐	- - - - - - - - - - - - - - - - - -	- - - - - -	- - - - - -	- - - - - -	- - - - - -
☐	- - - - - - - - - - - - - - - - - -	- - - - - -	- - - - - -	- - - - - -	- - - - - -
☐	- - - - - - - - - - - - - - - - - -	- - - - - -	- - - - - -	- - - - - -	- - - - - -

SNACK   - - - - - - - - - - - - - - - - - -

LUNCH

	Food/Beverages	Calories	Fat	Carbs	Protien
☐	- - - - - - - - - - - - - - - - - -	- - - - - -	- - - - - -	- - - - - -	- - - - - -
☐	- - - - - - - - - - - - - - - - - -	- - - - - -	- - - - - -	- - - - - -	- - - - - -
☐	- - - - - - - - - - - - - - - - - -	- - - - - -	- - - - - -	- - - - - -	- - - - - -
☐	- - - - - - - - - - - - - - - - - -	- - - - - -	- - - - - -	- - - - - -	- - - - - -

SNACK   - - - - - - - - - - - - - - - - - -

DINNER

	Food/Beverages	Calories	Fat	Carbs	Protien
☐	- - - - - - - - - - - - - - - - - -	- - - - - -	- - - - - -	- - - - - -	- - - - - -
☐	- - - - - - - - - - - - - - - - - -	- - - - - -	- - - - - -	- - - - - -	- - - - - -
☐	- - - - - - - - - - - - - - - - - -	- - - - - -	- - - - - -	- - - - - -	- - - - - -
☐	- - - - - - - - - - - - - - - - - -	- - - - - -	- - - - - -	- - - - - -	- - - - - -

SNACK   - - - - - - - - - - - - - - - - - -

DAILY NOTES

- -
- -
- -
- -

Date: Weight:

Mood: Energy Level:

BREAKFAST

Food/Beverages	Calories	Fat	Carbs	Protien
☐				
☐				
☐				
☐				
SNACK				

LUNCH

Food/Beverages	Calories	Fat	Carbs	Protien
☐				
☐				
☐				
☐				
SNACK				

DINNER

Food/Beverages	Calories	Fat	Carbs	Protien
☐				
☐				
☐				
☐				
SNACK				

DAILY NOTES

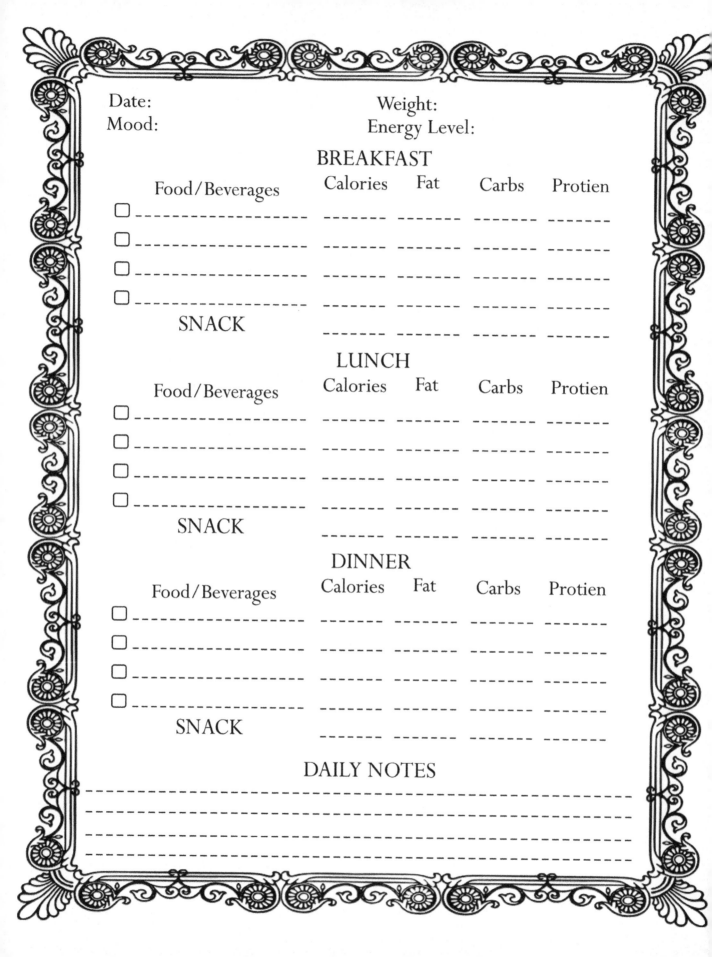

Date:

Weight:

Mood:

Energy Level:

BREAKFAST

Food/Beverages	Calories	Fat	Carbs	Protien
☐ ---------------------	--------	--------	--------	--------
☐ ---------------------	--------	--------	--------	--------
☐ ---------------------	--------	--------	--------	--------
☐ ---------------------	--------	--------	--------	--------
SNACK	--------	--------	--------	

LUNCH

Food/Beverages	Calories	Fat	Carbs	Protien
☐ ---------------------	--------	--------	--------	--------
☐ ---------------------	--------	--------	--------	--------
☐ ---------------------	--------	--------	--------	--------
☐ ---------------------	--------	--------	--------	--------
SNACK	--------	--------	--------	

DINNER

Food/Beverages	Calories	Fat	Carbs	Protien
☐ ---------------------	--------	--------	--------	--------
☐ ---------------------	--------	--------	--------	--------
☐ ---------------------	--------	--------	--------	--------
☐ ---------------------	--------	--------	--------	--------
SNACK	--------	--------	--------	

DAILY NOTES

Date:

Weight:

Mood:

Energy Level:

BREAKFAST

Food/Beverages	Calories	Fat	Carbs	Protien
☐ --------------------	-------	------	------	------
☐ --------------------	-------	------	------	------
☐ --------------------	-------	------	------	------
☐ --------------------	-------	------	------	------
SNACK	-------	------	------	------

LUNCH

Food/Beverages	Calories	Fat	Carbs	Protien
☐ --------------------	-------	------	------	------
☐ --------------------	-------	------	------	------
☐ --------------------	-------	------	------	------
☐ --------------------	-------	------	------	------
SNACK	-------	------	------	------

DINNER

Food/Beverages	Calories	Fat	Carbs	Protien
☐ --------------------	-------	------	------	------
☐ --------------------	-------	------	------	------
☐ --------------------	-------	------	------	------
☐ --------------------	-------	------	------	------
SNACK	-------	------	------	------

DAILY NOTES

Date: Weight:

Mood: Energy Level:

BREAKFAST

Food/Beverages	Calories	Fat	Carbs	Protien
☐				
☐				
☐				
☐				
SNACK				

LUNCH

Food/Beverages	Calories	Fat	Carbs	Protien
☐				
☐				
☐				
☐				
SNACK				

DINNER

Food/Beverages	Calories	Fat	Carbs	Protien
☐				
☐				
☐				
☐				
SNACK				

DAILY NOTES

Date:
Weight:
Mood:
Energy Level:

BREAKFAST

Food/Beverages	Calories	Fat	Carbs	Protien
☐				
☐				
☐				
☐				
SNACK				

LUNCH

Food/Beverages	Calories	Fat	Carbs	Protien
☐				
☐				
☐				
☐				
SNACK				

DINNER

Food/Beverages	Calories	Fat	Carbs	Protien
☐				
☐				
☐				
☐				
SNACK				

DAILY NOTES

Date: Weight:
Mood: Energy Level:

BREAKFAST

Food/Beverages	Calories	Fat	Carbs	Protien
☐ --------------------	-------	-------	-------	-------
☐ --------------------	-------	-------	-------	-------
☐ --------------------	-------	-------	-------	-------
☐ --------------------	-------	-------	-------	-------
SNACK	-------	-------	-------	

LUNCH

Food/Beverages	Calories	Fat	Carbs	Protien
☐ --------------------	-------	-------	-------	-------
☐ --------------------	-------	-------	-------	-------
☐ --------------------	-------	-------	-------	-------
☐ --------------------	-------	-------	-------	-------
SNACK	-------	-------	-------	

DINNER

Food/Beverages	Calories	Fat	Carbs	Protien
☐ --------------------	-------	-------	-------	-------
☐ --------------------	-------	-------	-------	-------
☐ --------------------	-------	-------	-------	-------
☐ --------------------	-------	-------	-------	-------
SNACK	-------	-------	-------	-------

DAILY NOTES

Date: Weight:

Mood: Energy Level:

BREAKFAST

Food/Beverages	Calories	Fat	Carbs	Protien
☐ ------------------	------	------	------	------
☐ ------------------	------	------	------	------
☐ ------------------	------	------	------	------
☐ ------------------	------	------	------	------
SNACK	------	------	------	

LUNCH

Food/Beverages	Calories	Fat	Carbs	Protien
☐ ------------------	------	------	------	------
☐ ------------------	------	------	------	------
☐ ------------------	------	------	------	------
☐ ------------------	------	------	------	------
SNACK	------	------	------	

DINNER

Food/Beverages	Calories	Fat	Carbs	Protien
☐ ------------------	------	------	------	------
☐ ------------------	------	------	------	------
☐ ------------------	------	------	------	------
☐ ------------------	------	------	------	------
SNACK	------	------	------	------

DAILY NOTES

Date:

Weight:

Mood:

Energy Level:

BREAKFAST

Food/Beverages	Calories	Fat	Carbs	Protien
☐ --------	------	------	------	------
☐ --------	------	------	------	------
☐ --------	------	------	------	------
☐ --------	------	------	------	
SNACK	------	------	------	

LUNCH

Food/Beverages	Calories	Fat	Carbs	Protien
☐ --------	------	------	------	------
☐ --------	------	------	------	------
☐ --------	------	------	------	------
☐ --------	------	------	------	------
SNACK	------	------	------	

DINNER

Food/Beverages	Calories	Fat	Carbs	Protien
☐ --------	------	------	------	------
☐ --------	------	------	------	------
☐ --------	------	------	------	------
☐ --------	------	------	------	------
SNACK	------	------	------	

DAILY NOTES

Date: Weight:

Mood: Energy Level:

BREAKFAST

Food/Beverages	Calories	Fat	Carbs	Protien
☐				
☐				
☐				
☐				
SNACK				

LUNCH

Food/Beverages	Calories	Fat	Carbs	Protien
☐				
☐				
☐				
☐				
SNACK				

DINNER

Food/Beverages	Calories	Fat	Carbs	Protien
☐				
☐				
☐				
☐				
SNACK				

DAILY NOTES

Date: Weight:
Mood: Energy Level:

BREAKFAST

	Food/Beverages	Calories	Fat	Carbs	Protien
☐	--------------------	-------	-------	-------	-------
☐	--------------------	-------	-------	-------	-------
☐	--------------------	-------	-------	-------	-------
☐	--------------------	-------	-------	-------	-------

SNACK
------- ------- ------- -------

LUNCH

	Food/Beverages	Calories	Fat	Carbs	Protien
☐	--------------------	-------	-------	-------	-------
☐	--------------------	-------	-------	-------	-------
☐	--------------------	-------	-------	-------	-------
☐	--------------------	-------	-------	-------	-------

SNACK
------- ------- ------- -------

DINNER

	Food/Beverages	Calories	Fat	Carbs	Protien
☐	--------------------	-------	-------	-------	-------
☐	--------------------	-------	-------	-------	-------
☐	--------------------	-------	-------	-------	-------
☐	--------------------	-------	-------	-------	-------

SNACK
------- ------- ------- -------

DAILY NOTES

Date: Weight:

Mood: Energy Level:

BREAKFAST

Food/Beverages	Calories	Fat	Carbs	Protien
☐				
☐				
☐				
☐				
SNACK				

LUNCH

Food/Beverages	Calories	Fat	Carbs	Protien
☐				
☐				
☐				
☐				
SNACK				

DINNER

Food/Beverages	Calories	Fat	Carbs	Protien
☐				
☐				
☐				
☐				
SNACK				

DAILY NOTES

Date: Weight:
Mood: Energy Level:

BREAKFAST

	Food/Beverages	Calories	Fat	Carbs	Protien
☐	----------------	------	------	------	------
☐	----------------	------	------	------	------
☐	----------------	------	------	------	------
☐	----------------	------	------	------	------

SNACK   ------ ------ ------ ------

LUNCH

	Food/Beverages	Calories	Fat	Carbs	Protien
☐	----------------	------	------	------	------
☐	----------------	------	------	------	------
☐	----------------	------	------	------	------
☐	----------------	------	------	------	------

SNACK   ------ ------ ------ ------

DINNER

	Food/Beverages	Calories	Fat	Carbs	Protien
☐	----------------	------	------	------	------
☐	----------------	------	------	------	------
☐	----------------	------	------	------	------
☐	----------------	------	------	------	------

SNACK   ------ ------ ------ ------

DAILY NOTES

Date: Weight:
Mood: Energy Level:

BREAKFAST

Food/Beverages	Calories	Fat	Carbs	Protien
☐ --------------------	-------	-------	-------	-------
☐ --------------------	-------	-------	-------	-------
☐ --------------------	-------	-------	-------	-------
☐ --------------------	-------	-------	-------	-------
SNACK	-------	-------	-------	-------

LUNCH

Food/Beverages	Calories	Fat	Carbs	Protien
☐ --------------------	-------	-------	-------	-------
☐ --------------------	-------	-------	-------	-------
☐ --------------------	-------	-------	-------	-------
☐ --------------------	-------	-------	-------	-------
SNACK	-------	-------	-------	-------

DINNER

Food/Beverages	Calories	Fat	Carbs	Protien
☐ --------------------	-------	-------	-------	-------
☐ --------------------	-------	-------	-------	-------
☐ --------------------	-------	-------	-------	-------
☐ --------------------	-------	-------	-------	-------
SNACK	-------	-------	-------	-------

DAILY NOTES

Date: Weight:
Mood: Energy Level:

BREAKFAST

Food/Beverages	Calories	Fat	Carbs	Protien
☐ ----------------	-------	-------	-------	-------
☐ ----------------	-------	-------	-------	-------
☐ ----------------	-------	-------	-------	-------
☐ ----------------	-------	-------	-------	-------
SNACK	-------	-------	-------	-------

LUNCH

Food/Beverages	Calories	Fat	Carbs	Protien
☐ ----------------	-------	-------	-------	-------
☐ ----------------	-------	-------	-------	-------
☐ ----------------	-------	-------	-------	-------
☐ ----------------	-------	-------	-------	-------
SNACK	-------	-------	-------	-------

DINNER

Food/Beverages	Calories	Fat	Carbs	Protien
☐ ----------------	-------	-------	-------	-------
☐ ----------------	-------	-------	-------	-------
☐ ----------------	-------	-------	-------	-------
☐ ----------------	-------	-------	-------	-------
SNACK	-------	-------	-------	-------

DAILY NOTES

Date: Weight:
Mood: Energy Level:

BREAKFAST

Food/Beverages	Calories	Fat	Carbs	Protien
☐ -------------------	-------	-------	-------	-------
☐ -------------------	-------	-------	-------	-------
☐ -------------------	-------	-------	-------	-------
☐ -------------------	-------	-------	-------	-------
SNACK	-------	-------	-------	-------

LUNCH

Food/Beverages	Calories	Fat	Carbs	Protien
☐ -------------------	-------	-------	-------	-------
☐ -------------------	-------	-------	-------	-------
☐ -------------------	-------	-------	-------	-------
☐ -------------------	-------	-------	-------	-------
SNACK	-------	-------	-------	-------

DINNER

Food/Beverages	Calories	Fat	Carbs	Protien
☐ -------------------	-------	-------	-------	-------
☐ -------------------	-------	-------	-------	-------
☐ -------------------	-------	-------	-------	-------
☐ -------------------	-------	-------	-------	-------
SNACK	-------	-------	-------	-------

DAILY NOTES

Date: Weight:
Mood: Energy Level:

BREAKFAST

Food/Beverages	Calories	Fat	Carbs	Protien
☐ -------------------	------	------	------	------
☐ -------------------	------	------	------	------
☐ -------------------	------	------	------	------
☐ -------------------	------	------	------	------
SNACK	------	------	------	------

LUNCH

Food/Beverages	Calories	Fat	Carbs	Protien
☐ -------------------	------	------	------	------
☐ -------------------	------	------	------	------
☐ -------------------	------	------	------	------
☐ -------------------	------	------	------	------
SNACK	------	------	------	------

DINNER

Food/Beverages	Calories	Fat	Carbs	Protien
☐ -------------------	------	------	------	------
☐ -------------------	------	------	------	------
☐ -------------------	------	------	------	------
☐ -------------------	------	------	------	------
SNACK	------	------	------	------

DAILY NOTES

Date: Weight:

Mood: Energy Level:

BREAKFAST

Food/Beverages	Calories	Fat	Carbs	Protien
☐ --------------------	------	------	------	------
☐ --------------------	------	------	------	------
☐ --------------------	------	------	------	------
☐ --------------------	------	------	------	------
SNACK	------	------	------	

LUNCH

Food/Beverages	Calories	Fat	Carbs	Protien
☐ --------------------	------	------	------	------
☐ --------------------	------	------	------	------
☐ --------------------	------	------	------	------
☐ --------------------	------	------	------	------
SNACK	------	------	------	

DINNER

Food/Beverages	Calories	Fat	Carbs	Protien
☐ --------------------	------	------	------	------
☐ --------------------	------	------	------	------
☐ --------------------	------	------	------	------
☐ --------------------	------	------	------	------
SNACK	------	------	------	------

DAILY NOTES

Date: Weight:
Mood: Energy Level:

BREAKFAST

Food/Beverages	Calories	Fat	Carbs	Protien
☐ -----------------	-------	-------	-------	-------
☐ -----------------	-------	-------	-------	-------
☐ -----------------	-------	-------	-------	-------
☐ -----------------	-------	-------	-------	-------
SNACK	-------		-------	

LUNCH

Food/Beverages	Calories	Fat	Carbs	Protien
☐ -----------------	-------	-------	-------	-------
☐ -----------------	-------	-------	-------	-------
☐ -----------------	-------	-------	-------	-------
☐ -----------------	-------	-------	-------	-------
SNACK	-------		-------	

DINNER

Food/Beverages	Calories	Fat	Carbs	Protien
☐ -----------------	-------	-------	-------	-------
☐ -----------------	-------	-------	-------	-------
☐ -----------------	-------	-------	-------	-------
☐ -----------------	-------	-------	-------	-------
SNACK	-------	-------	-------	-------

DAILY NOTES

Date: Weight:
Mood: Energy Level:

BREAKFAST

Food/Beverages	Calories	Fat	Carbs	Protien
☐ _____	_____	_____	_____	_____
☐ _____	_____	_____	_____	_____
☐ _____	_____	_____	_____	_____
☐ _____	_____	_____	_____	_____
SNACK	_____	_____	_____	_____

LUNCH

Food/Beverages	Calories	Fat	Carbs	Protien
☐ _____	_____	_____	_____	_____
☐ _____	_____	_____	_____	_____
☐ _____	_____	_____	_____	_____
☐ _____	_____	_____	_____	_____
SNACK	_____	_____	_____	_____

DINNER

Food/Beverages	Calories	Fat	Carbs	Protien
☐ _____	_____	_____	_____	_____
☐ _____	_____	_____	_____	_____
☐ _____	_____	_____	_____	_____
☐ _____	_____	_____	_____	_____
SNACK	_____	_____	_____	_____

DAILY NOTES

_____
_____
_____
_____

Date: Weight:
Mood: Energy Level:

BREAKFAST

Food/Beverages	Calories	Fat	Carbs	Protien
☐	------	------	------	------
☐	------	------	------	------
☐	------	------	------	------
☐	------	------	------	------
SNACK	------	------	------	

LUNCH

Food/Beverages	Calories	Fat	Carbs	Protien
☐	------	------	------	------
☐	------	------	------	------
☐	------	------	------	------
☐	------	------	------	------
SNACK	------	------	------	

DINNER

Food/Beverages	Calories	Fat	Carbs	Protien
☐	------	------	------	------
☐	------	------	------	------
☐	------	------	------	------
☐	------	------	------	------
SNACK	------	------	------	

DAILY NOTES

Date:

Weight:

Mood:

Energy Level:

BREAKFAST

Food/Beverages	Calories	Fat	Carbs	Protien
☐ --------------------	------	------	------	------
☐ --------------------	------	------	------	------
☐ --------------------	------	------	------	------
☐ --------------------	------	------	------	------
SNACK	------	------	------	------

LUNCH

Food/Beverages	Calories	Fat	Carbs	Protien
☐ --------------------	------	------	------	------
☐ --------------------	------	------	------	------
☐ --------------------	------	------	------	------
☐ --------------------	------	------	------	------
SNACK	------	------	------	------

DINNER

Food/Beverages	Calories	Fat	Carbs	Protien
☐ --------------------	------	------	------	------
☐ --------------------	------	------	------	------
☐ --------------------	------	------	------	------
☐ --------------------	------	------	------	------
SNACK	------	------	------	------

DAILY NOTES

Date: Weight:
Mood: Energy Level:

BREAKFAST

Food/Beverages	Calories	Fat	Carbs	Protien
☐ -------------------	-------	-------	-------	-------
☐ -------------------	-------	-------	-------	-------
☐ -------------------	-------	-------	-------	-------
☐ -------------------	-------	-------	-------	-------
SNACK	-------	-------	-------	

LUNCH

Food/Beverages	Calories	Fat	Carbs	Protien
☐ -------------------	-------	-------	-------	-------
☐ -------------------	-------	-------	-------	-------
☐ -------------------	-------	-------	-------	-------
☐ -------------------	-------	-------	-------	-------
SNACK	-------	-------	-------	

DINNER

Food/Beverages	Calories	Fat	Carbs	Protien
☐ -------------------	-------	-------	-------	-------
☐ -------------------	-------	-------	-------	-------
☐ -------------------	-------	-------	-------	-------
☐ -------------------	-------	-------	-------	-------
SNACK	-------	-------	-------	-------

DAILY NOTES

Date: Weight:
Mood: Energy Level:

BREAKFAST

Food/Beverages	Calories	Fat	Carbs	Protien
☐ --------------------	-------	-------	-------	-------
☐ --------------------	-------	-------	-------	-------
☐ --------------------	-------	-------	-------	-------
☐ --------------------	-------	-------	-------	-------
SNACK	-------	-------	-------	-------

LUNCH

Food/Beverages	Calories	Fat	Carbs	Protien
☐ --------------------	-------	-------	-------	-------
☐ --------------------	-------	-------	-------	-------
☐ --------------------	-------	-------	-------	-------
☐ --------------------	-------	-------	-------	-------
SNACK	-------	-------	-------	-------

DINNER

Food/Beverages	Calories	Fat	Carbs	Protien
☐ --------------------	-------	-------	-------	-------
☐ --------------------	-------	-------	-------	-------
☐ --------------------	-------	-------	-------	-------
☐ --------------------	-------	-------	-------	-------
SNACK	-------	-------	-------	-------

DAILY NOTES

Date: Weight:
Mood: Energy Level:

BREAKFAST

	Food/Beverages	Calories	Fat	Carbs	Protien
☐	----------------	------	------	------	------
☐	----------------	------	------	------	------
☐	----------------	------	------	------	------
☐	----------------	------	------	------	------

SNACK   ------ ------ ------ ------

LUNCH

	Food/Beverages	Calories	Fat	Carbs	Protien
☐	----------------	------	------	------	------
☐	----------------	------	------	------	------
☐	----------------	------	------	------	------
☐	----------------	------	------	------	------

SNACK   ------ ------ ------ ------

DINNER

	Food/Beverages	Calories	Fat	Carbs	Protien
☐	----------------	------	------	------	------
☐	----------------	------	------	------	------
☐	----------------	------	------	------	------
☐	----------------	------	------	------	------

SNACK   ------ ------ ------ ------

DAILY NOTES

Date: Weight:
Mood: Energy Level:

BREAKFAST

Food/Beverages	Calories	Fat	Carbs	Protien
☐ -----------------------	-------	-------	-------	-------
☐ -----------------------	-------	-------	-------	-------
☐ -----------------------	-------	-------	-------	-------
☐ -----------------------	-------	-------	-------	-------
SNACK	-------	-------	-------	

LUNCH

Food/Beverages	Calories	Fat	Carbs	Protien
☐ -----------------------	-------	-------	-------	-------
☐ -----------------------	-------	-------	-------	-------
☐ -----------------------	-------	-------	-------	-------
☐ -----------------------	-------	-------	-------	-------
SNACK	-------	-------	-------	

DINNER

Food/Beverages	Calories	Fat	Carbs	Protien
☐ -----------------------	-------	-------	-------	-------
☐ -----------------------	-------	-------	-------	-------
☐ -----------------------	-------	-------	-------	-------
☐ -----------------------	-------	-------	-------	-------
SNACK	-------	-------	-------	-------

DAILY NOTES

Date: Weight:
Mood: Energy Level:

BREAKFAST

	Food/Beverages	Calories	Fat	Carbs	Protien
☐	-------------------	---------	--------	--------	--------
☐	-------------------	---------	--------	--------	--------
☐	-------------------	---------	--------	--------	--------
☐	-------------------	---------	--------	--------	--------
	SNACK	---------	--------	--------	--------

LUNCH

	Food/Beverages	Calories	Fat	Carbs	Protien
☐	-------------------	---------	--------	--------	--------
☐	-------------------	---------	--------	--------	--------
☐	-------------------	---------	--------	--------	--------
☐	-------------------	---------	--------	--------	--------
	SNACK	---------	--------	--------	--------

DINNER

	Food/Beverages	Calories	Fat	Carbs	Protien
☐	-------------------	---------	--------	--------	--------
☐	-------------------	---------	--------	--------	--------
☐	-------------------	---------	--------	--------	--------
☐	-------------------	---------	--------	--------	--------
	SNACK	---------	--------	--------	--------

DAILY NOTES

Date: Weight:
Mood: Energy Level:

BREAKFAST

Food/Beverages	Calories	Fat	Carbs	Protien
☐ _____	-------	-------	-------	-------
☐ _____	-------	-------	-------	-------
☐ _____	-------	-------	-------	-------
☐ _____	-------	-------	-------	-------
SNACK	-------	-------	-------	-------

LUNCH

Food/Beverages	Calories	Fat	Carbs	Protien
☐ _____	-------	-------	-------	-------
☐ _____	-------	-------	-------	-------
☐ _____	-------	-------	-------	-------
☐ _____	-------	-------	-------	-------
SNACK	-------	-------	-------	-------

DINNER

Food/Beverages	Calories	Fat	Carbs	Protien
☐ _____	-------	-------	-------	-------
☐ _____	-------	-------	-------	-------
☐ _____	-------	-------	-------	-------
☐ _____	-------	-------	-------	-------
SNACK	-------	-------	-------	-------

DAILY NOTES

_____
_____
_____
_____

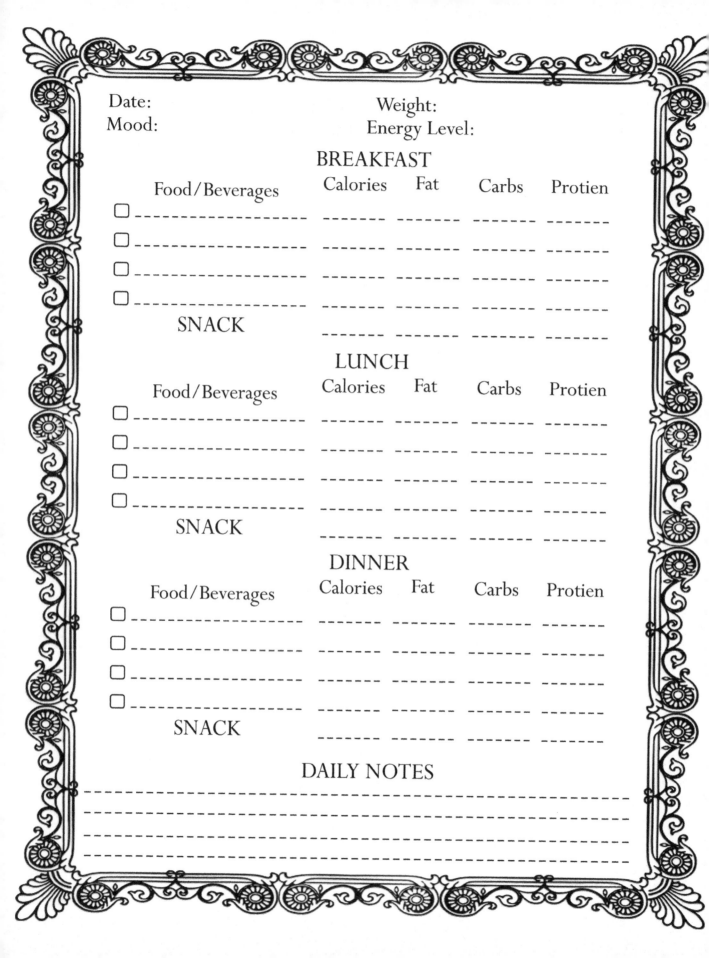

Date: Weight:
Mood: Energy Level:

BREAKFAST

Food/Beverages	Calories	Fat	Carbs	Protien
☐				
☐				
☐				
☐				
SNACK				

LUNCH

Food/Beverages	Calories	Fat	Carbs	Protien
☐				
☐				
☐				
☐				
SNACK				

DINNER

Food/Beverages	Calories	Fat	Carbs	Protien
☐				
☐				
☐				
☐				
SNACK				

DAILY NOTES

Date: Weight:
Mood: Energy Level:

BREAKFAST

Food/Beverages	Calories	Fat	Carbs	Protien
☐ ----------------	-------	-------	-------	-------
☐ ----------------	-------	-------	-------	-------
☐ ----------------	-------	-------	-------	-------
☐ ----------------	-------	-------	-------	-------
SNACK	-------	-------	-------	-------

LUNCH

Food/Beverages	Calories	Fat	Carbs	Protien
☐ ----------------	-------	-------	-------	-------
☐ ----------------	-------	-------	-------	-------
☐ ----------------	-------	-------	-------	-------
☐ ----------------	-------	-------	-------	-------
SNACK	-------	-------	-------	-------

DINNER

Food/Beverages	Calories	Fat	Carbs	Protien
☐ ----------------	-------	-------	-------	-------
☐ ----------------	-------	-------	-------	-------
☐ ----------------	-------	-------	-------	-------
☐ ----------------	-------	-------	-------	-------
SNACK	-------	-------	-------	-------

DAILY NOTES

Date: Weight:
Mood: Energy Level:

BREAKFAST

Food/Beverages	Calories	Fat	Carbs	Protien
☐ -------------------	-------	-------	-------	-------
☐ -------------------	-------	-------	-------	-------
☐ -------------------	-------	-------	-------	-------
☐ -------------------	-------	-------	-------	-------
SNACK	-------	-------	-------	-------

LUNCH

Food/Beverages	Calories	Fat	Carbs	Protien
☐ -------------------	-------	-------	-------	-------
☐ -------------------	-------	-------	-------	-------
☐ -------------------	-------	-------	-------	-------
☐ -------------------	-------	-------	-------	-------
SNACK	-------	-------	-------	-------

DINNER

Food/Beverages	Calories	Fat	Carbs	Protien
☐ -------------------	-------	-------	-------	-------
☐ -------------------	-------	-------	-------	-------
☐ -------------------	-------	-------	-------	-------
☐ -------------------	-------	-------	-------	-------
SNACK	-------	-------	-------	-------

DAILY NOTES

Date: Weight:
Mood: Energy Level:

BREAKFAST

Food/Beverages   Calories   Fat   Carbs   Protien

☐ ----------------- ------- ------- ------- -------
☐ ----------------- ------- ------- ------- -------
☐ ----------------- ------- ------- ------- -------
☐ ----------------- ------- ------- ------- -------

SNACK   ------- ------- ------- -------

LUNCH

Food/Beverages   Calories   Fat   Carbs   Protien

☐ ----------------- ------- ------- ------- -------
☐ ----------------- ------- ------- ------- -------
☐ ----------------- ------- ------- ------- -------
☐ ----------------- ------- ------- ------- -------

SNACK   ------- ------- ------- -------

DINNER

Food/Beverages   Calories   Fat   Carbs   Protien

☐ ----------------- ------- ------- ------- -------
☐ ----------------- ------- ------- ------- -------
☐ ----------------- ------- ------- ------- -------
☐ ----------------- ------- ------- ------- -------

SNACK   ------- ------- ------- -------

DAILY NOTES

Date: Weight:
Mood: Energy Level:

BREAKFAST

Food/Beverages	Calories	Fat	Carbs	Protien
☐ --------	------	------	------	------
☐ --------	------	------	------	------
☐ --------	------	------	------	------
☐ --------	------	------	------	------
SNACK	------		------	------

LUNCH

Food/Beverages	Calories	Fat	Carbs	Protien
☐ --------	------	------	------	------
☐ --------	------	------	------	------
☐ --------	------	------	------	------
☐ --------	------	------	------	------
SNACK	------		------	------

DINNER

Food/Beverages	Calories	Fat	Carbs	Protien
☐ --------	------	------	------	------
☐ --------	------	------	------	------
☐ --------	------	------	------	------
☐ --------	------	------	------	------
SNACK	------	------	------	------

DAILY NOTES

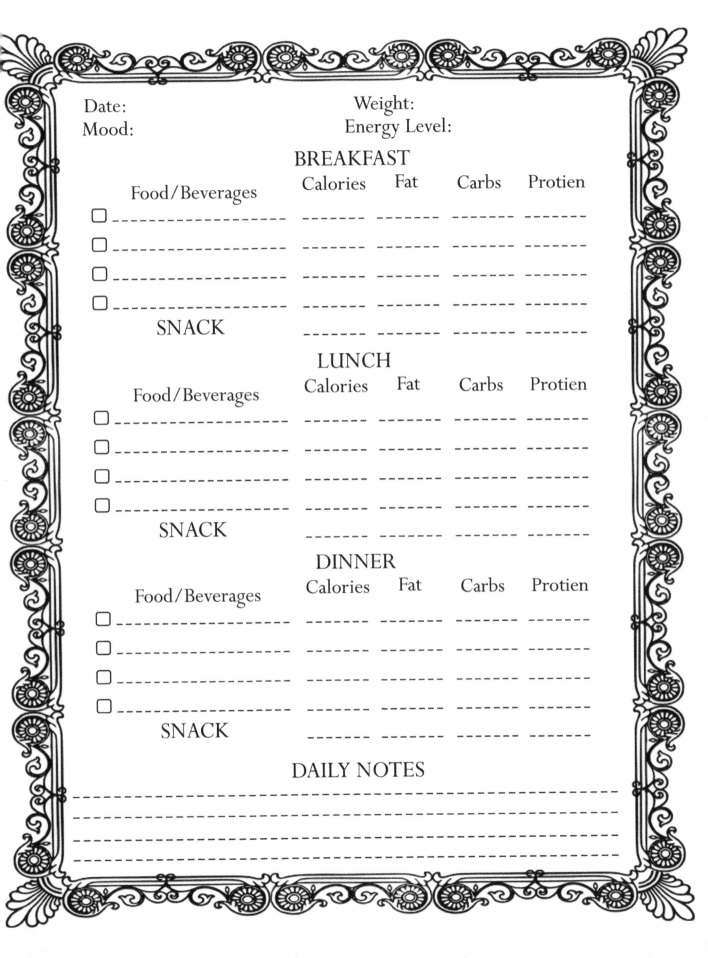

Date: Weight:

Mood: Energy Level:

BREAKFAST

Food/Beverages	Calories	Fat	Carbs	Protien
☐				
☐				
☐				
☐				
SNACK				

LUNCH

Food/Beverages	Calories	Fat	Carbs	Protien
☐				
☐				
☐				
☐				
SNACK				

DINNER

Food/Beverages	Calories	Fat	Carbs	Protien
☐				
☐				
☐				
☐				
SNACK				

DAILY NOTES

Date: Weight:

Mood: Energy Level:

BREAKFAST

Food/Beverages	Calories	Fat	Carbs	Protien
☐ ---------------	------	------	------	------
☐ ---------------	------	------	------	------
☐ ---------------	------	------	------	------
☐ ---------------	------	------	------	------
SNACK	------	------	------	

LUNCH

Food/Beverages	Calories	Fat	Carbs	Protien
☐ ---------------	------	------	------	------
☐ ---------------	------	------	------	------
☐ ---------------	------	------	------	------
☐ ---------------	------	------	------	------
SNACK	------	------	------	

DINNER

Food/Beverages	Calories	Fat	Carbs	Protien
☐ ---------------	------	------	------	------
☐ ---------------	------	------	------	------
☐ ---------------	------	------	------	------
☐ ---------------	------	------	------	------
SNACK	------	------	------	

DAILY NOTES

Made in the USA
Middletown, DE
04 April 2019